CONGRÈS DE GYNÉCOLOGIE, D'OBSTÉTRIQUE & DE PÆDIATRIE

DE BORDEAUX (1895)

SYMPTOMES ET TRAITEMENT

DES

RÉTRODÉVIATIONS MOBILES

PAR

M. le Dʳ BOUILLY (de Paris)

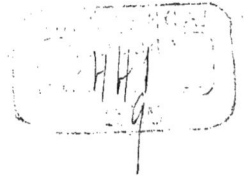

BORDEAUX

IMPRIMERIE DE G. DELMAS

10, RUE SAINT-CHRISTOLY, 10

1896

CONGRÈS DE GYNÉCOLOGIE, D'OBSTÉTRIQUE & DE PÆDIATRIE

DE BORDEAUX (1895)

SYMPTOMES ET TRAITEMENT

DES

RÉTRODÉVIATIONS MOBILES

PAR

M. le Dr BOUILLY (de Paris)

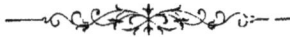

BORDEAUX

IMPRIMERIE DE G. DELMAS

10, RUE SAINT-CHRISTOLY, 10

1896

SYMPTOMES ET TRAITEMENT

DES

RÉTRODÉVIATIONS MOBILES

Par M. le Dr BOUILLY (de Paris)

Il est nécessaire de spécifier tout au début de cette communication qu'il ne sera question que des rétrodéviations simples, c'est-à-dire non compliquées d'une lésion de l'utérus ou des annexes ; ces rétrodéviations simples peuvent encore être appelées *mobiles* ou *réductibles*. Ce sont les seuls cas dont il est nécessaire de s'occuper ici si l'on veut préciser les symptômes et le traitement qui se rapportent à la déviation elle-même ; toutes les fois que celle-ci est compliquée de paramétrite ou d'annexite, les symptômes et les indications du traitement deviennent tout autres et la déviation n'est plus qu'une partie d'un complexus pathologique.

Il est nécessaire aussi de rappeler que, tant qu'une complication de ce genre n'est pas intervenue, l'utérus dévié en arrière reste réductible d'une manière indéfinie : il existe une *fausse irréductibilité* due à l'enclavement de l'utérus dans le sacrum, à un véritable coincement de l'organe, mais il n'y a pas d'adhérences entre la face postérieure de l'utérus et le cul-de-sac péritonéal. Cette irréductibilité est souvent proclamée et déclarée à tort ; elle fait le succès des pratiques de massage grâce auxquelles on croit de bonne foi avoir rompu ou allongé des adhérences qui n'existaient pas. J'ai pu, dans plusieurs cas, réduire des utérus en rétrodéviation depuis 10 et 11 ans, 14 et 17 ans, qui paraissaient absolument immobilisés dans leur situation, sur lesquels la pression directe avec le doigt ne déterminait aucune mobilisation et que la réduction facile et immédiate avec l'hystéromètre démontrait libre de toute adhérence. Je ne nie pas qu'en pareil cas les manœuvres préalables du massage ne puissent préparer et amener la réduction ; je pense, au contraire, que ce sont les cas auxquels elles s'adressent avec succès, mais j'ai toujours vu qu'on pouvait arriver au même résultat d'une manière plus simple et plus rapide.

Je ne m'occuperai ici que des cas de beaucoup les plus communs, à savoir des rétrodéviations produites chez des femmes ayant eu un ou plusieurs accouchements ; il s'agit alors le plus souvent de *rétroversion*. La rétrodéviation, beaucoup plus rare chez les nullipares, est le plus souvent une *rétroflexion* en général congénitale ; quelquefois elle représente une *hernie* ou mieux une *luxation* de force, survenue à l'occasion d'un effort ou d'une chute. Je laisse ces cas de côté ; ils sont trop rares et trop différents des rétrodéviations des femmes mères pour rentrer dans le cadre général de cette étude.

Symptômes. — Croire qu'il est simple et facile de décrire une symptomatologie précise des rétrodéviations, serait se faire une grande illusion ; cette symptomatologie est encore un des points obscurs de la pathologie utérine. Et d'abord, ne savons-nous pas tous qu'il existe un grand nombre de femmes atteintes de rétroversion ou de rétroflexion n'accusant aucun symptôme morbide ? Et ne voilà-t-il pas une constatation bien faite pour jeter le trouble dans l'esprit ? Le hasard des examens fait découvrir des rétrodéviations que rien ne faisait soupçonner ; chez nombre de femmes âgées, l'utérus représente un petit corps dur enclavé et immobile en rétroversion dans le bassin, indolent et indifférent. En outre, certaines femmes accusent, à un moment, des troubles fonctionnels ou douloureux que l'on croit pouvoir rapporter à une rétrodéviation bien et dûment constatée ; de ces malades les unes sont soignées banalement, gardent leur déviation et voient disparaître leurs accidents ; d'autres sont soignées logiquement ; la déviation est corrigée et la correction maintenue ; les symptômes pénibles s'amendent et disparaissent. Quelques mois après, le pessaire est retiré, la déviation se reproduit, ou déjà elle s'est reproduite par la faute d'un instrument mal appliqué ou mal surveillé, et néanmoins la guérison fonctionnelle persiste.

Très souvent, d'autres malades accusent de violentes douleurs abdominales et pelviennes, se condamnent à un repos et à une immobilité dont elles ne peuvent ou ne veulent pas sortir, et présentent pour toute lésion, après examen minutieux et négatif, une rétrodéviation mobile. Celle-ci est réduite, corrigée, l'utérus est maintenu en bonne place, et tous les symptômes persistent; mêmes douleurs, mêmes troubles de la marche, même état nerveux, aucun bénéfice n'est acquis. Ici, l'explication est facile et l'insuccès peut être prévu : il s'agit de ces névropathes, à prétexte abdominal, chez lesquelles tout est matière à douleurs exagérées et dont la déviation n'est qu'un facteur sans importance. Ces cas doivent être tout à fait catalogués à part. Chez toutes ces nerveuses, l'exagération et la diffusion même des symptômes ne permettent pas de les rapporter à une lésion précise d'organes et ne peut qu'induire en erreur sur l'interprétation des phénomènes.

Il ne faudrait pas conclure des considérations précédentes que les rétrodéviations ne sont pas cause de phénomènes leur appartenant en propre et capables de créer des indications thérapeutiques ; mais il est nécessaire de serrer l'observation de près et de se rendre un compte exact de la part qu'il faut attribuer à la déviation. La saine appréciation ne peut en être faite que chez les femmes ne présentant pas de tare nerveuse ou chez lesquelles l'état névropathique est créé et entretenu par la lésion utérine. Dans ces conditions, les résultats du traitement viennent confirmer d'une manière éclatante la genèse des troubles et la réalité de l'indication thérapeutique. Chez nombre de femmes, les symptômes sur lesquels je vais insister dans un instant disparaissent comme par enchantement après la correction de la mauvaise attitude, et inversement, se reproduisent d'une manière invariable avec la reproduction de la déviation. Certaines malades connaissent si bien leurs symptômes que la reproduction des accidents leur indique à coup sûr la reproduction de leur déviation, qu'elles viennent en réclamer à nouveau la correction et quelques-unes d'entre elles arrivent à ne plus vouloir se passer de leur pessaire et à demander avec instance son maintien indéfini.

Les *symptômes* des rétrodéviations n'ont rien de caractéristique ; ils appartiennent en général à cet ensemble de phénomènes qui ont été si bien décrits par mon collègue et ami Pozzi, sous le nom de *syndrome utérin;* cependant une analyse minutieuse de ces phénomènes permet d'attribuer à quelques-uns d'entre eux ou à leur réunion une valeur symptomatique capable de faire préjuger la nature de la lésion. Disons d'abord qu'il s'agit, dans l'immense majorité des cas, d'accidents *modérés;* qu'il n'existe alors ni douleurs, ni troubles fonctionnels comparables aux douleurs et à la grande invalidité des salpingo-ovarites et des pelvi-péritonites chroniques, et qu'on n'observe jamais les épisodes aiguës des complications d'origine annexielle. Il existe plutôt un état de malaise permanent, vague et mal défini, avec des localisations et des irradiations qu'il importe de préciser. Les malades se plaignent d'une lourdeur douloureuse dans le ventre ; elles accusent une douleur de la région sacrée, très fréquemment une sensation de poids sur le fondement. Très souvent, — phénomène presque caractéristique — au moment de s'asseoir, alors que les fesses touchent sur la chaise, et surtout si le mouvement est un peu brusque, elles éprouvent dans le bassin la sensation d'un corps qui *remue et remonte* et ont comme la perception d'un corps étranger. La marche est vite empêchée, la sensation de poids s'exagère, la douleur augmente et s'irradie dans tout le ventre, l'abdomen a tendance à se ballonner ; la fatigue arrive rapide, impérieuse et exige le repos. Les phénomènes sont peut-être plus encore exagérés par les secousses de la voiture ; chaque cahot est ressenti douloureusement; seuls les tramways peuvent être tolérés. De même, non d'une manière constante, le coït produit une sensibilité profonde immédiate, ou laisse dans tout l'abdomen une sensation consécutive de courbature et de malaise.

En général, la menstruation reste régulière dans ses dates d'apparition ; mais, dans un bon nombre de cas, elle s'accompagne d'une véritable dysménorrhée. A ce moment, tous les symptômes s'exagèrent et l'apparition du sang se complique de douleurs utérines et abdominales excessivement violentes. Le ventre gonfle; toute constriction, le corset le plus lâche, ne peuvent plus être tolérés; en même temps, l'estomac se distend, digère mal et la migraine accompagne fréquemment la période menstruelle, véritable maladie à répétition qui, chaque mois, pendant quatre, cinq ou six jours, condamne les malades à la nécessité du séjour à la chambre et à la renonciation presque complète à la vie de tout le monde.

Assez souvent, à mon avis, les règles sont plus prolongées et plus abondantes qu'à l'habitude, sans complication de métrite ni d'annexite; et il suffit de la réduction de l'organe pour améliorer ce symptôme.

Je ne saurais dire dans quelle proportion la stérilité est la conséquence de la rétrodéviation; mais je connais un certain nombre de cas dans lesquels une grossesse est survenue rapidement après le maintien de l'utérus en bonne place, alors qu'il n'y avait pas eu de conception depuis un temps fort long auparavant.

A ces phénomènes locaux viennent bientôt se joindre toutes les expressions du syndrome utérin; les phénomènes nerveux et les troubles gastriques et intestinaux variés, parmi lesquels la constipation est des plus fréquentes, sans qu'on doive l'attribuer, comme on le dit quelquefois à tort, à la pression mécanique du rectum par l'utérus dévié.

Soit directement par un mécanisme qui nous échappe, soit par les troubles apportés à l'existence, par le fait de la douleur, de l'insuffisance de l'exercice, de la mauvaise assimilation, de la gêne continuelle, la neurasthénie fait son apparition et s'installe, et si on laisse les choses en l'état, il devient plus tard bien difficile de faire la part des troubles dus à la lésion locale ou aux accidents névropathiques. Aussi, est-il d'une grande importance de dépister de bonne heure la cause souvent latente d'une neurasthénie qu'on peut arrêter dans ses premières manifestations, mais qu'il sera trop tard pour enrayer, quand elle aura pris droit de domicile! Ici encore, la disparition de tous ces accidents, après la réduction d'une rétrodéviation, permet de remonter à leur véritable cause et de juger sainement du bienfait thérapeutique.

Traitement. — Est-il indispensable de traiter toutes les femmes atteintes de rétrodéviation? Toute rétrodéviation, même indolente, sans symptômes, découverte à l'occasion d'un examen, doit-elle être traitée? Pour les femmes ménopausées et surtout pour les femmes âgées, n'accusant aucun trouble, je réponds par la négative; il me paraît tout à fait inutile de traiter une lésion qui n'est la cause d'aucune gêne. A cette époque, du reste, et je l'ai déjà dit, les rétrodéviations sont le plus souvent latentes et les accidents des rétrodéviations sont de la vie génitale et je dirai même surtout de la vie génitale encore jeune, plus souvent avant qu'après trente ans. Dans ces conditions, il n'y a pas d'hésitation; malgré l'incertitude des symptômes, ou l'absence même de troubles actuellement caractérisés, *toute rétrodéviation* doit être corrigée. Là, elle peut entraîner dans l'avenir de graves inconvénients et devenir l'origine de nouvelles lésions; elle s'accompagne souvent du prolapsus de l'un ou des deux ovaires avec toutes ses conséquences; elle peut déterminer une déviation ou une coudure de la trompe au niveau de son abouchement utérin et prédisposer à la formation d'une hydro-salpingite par la rétention et la décomposition des sécrétions.

Dans l'utérus lui-même, la mauvaise attitude de l'organe empêche l'écoulement facile des sécrétions du corps, et par la rétention, là comme dans toute autre cavité, favorise l'infection. Très souvent, au moment où l'utérus est redressé avec l'hystéromètre, un petit flot de liquide muco-purulent s'échappe par le col, et, dans plusieurs cas, j'ai observé dans les heures qui suivaient ce redressement une véritable hydrorrhée avec affaissement d'une collection mollasse, latéro-utérine, qui ne pouvait être qu'un hydro-salpinx.

A mon avis, le traitement s'impose chez toute femme encore dans la période d'activité génitale, alors même qu'il n'existe pas d'accident actuel et, à plus forte raison, atteinte de troubles que l'on peut rapporter à la déviation.

Ici, sans doute, je vais paraître réactionnaire et *vieux jeu*, car, je déclare tout d'abord que je conteste, d'une façon générale, la nécessité des opérations sanglantes dans le traitement des rétrodéviations mobiles, et je vais, dans la dernière partie de cette communication, chercher à montrer les bons résultats fournis par l'emploi judicieux des moyens de douceur.

Je m'empresse d'ajouter que je ne conteste nullement les heureux résultats fournis par l'opération d'Alquié-Alexander, par l'hystéropexie, par les opérations vaginales plus récemment préconisées; je leur réserve une part dans les indications du traitement des rétrodéviations; mais je fais cette part fort petite et je ne trouve leur indication que dans les contre-indications et les impossibilités de l'emploi des méthodes de douceur.

Les opérations sanglantes, qui réussissent dans les déviations simples, mobiles, où elles trouvent leurs meilleures et presque leurs seules indications, peuvent être, à mon avis, remplacées, dans la grande majorité des cas, par la contention mécanique et la prothèse utérine.

Dans ces cas, le traitement de choix est représenté par le pessaire bien choisi et bien appliqué.

A ce point de vue du traitement des rétrodéviations par le pessaire, il est nécessaire de distinguer deux cas: 1º la femme a *mauvais* périnée; 2º la femme a *bon* périnée. Dans le premier cas, il ne peut être question de l'application d'emblée d'un instrument; la première condition de son maintien en place et de son utilité est la bonne résistance de la paroi vaginale postérieure. Tout pessaire appliqué sur un mauvais vagin ne rend aucun service. Dans ce cas, le premier temps du traitement est la restauration vagino-périnéale, la correction de la déviation ne vient qu'en seconde ligne.

Eh bien ! chose remarquable, dans bon nombre de cas, après une bonne colpo-périnéorraphie bien réussie, cette deuxième partie du traitement devient inutile ; tous les troubles fonctionnels et doulou-reux disparaissent. La rétrodéviation, non traitée, persiste, n'en-traînant plus aucun inconvénient. Elle ne laisse qu'un doute dans l'esprit de l'opérateur qui ne sait au juste quelle part il devait faire, dans la genèse des accidents, au renversement de l'organe ou à l'abaissement qui est en coïncidence presque forcée, dans cette variété de cas. J'ai bon nombre de malades à qui cette restauration vagino-périnéale préliminaire, destinée à permettre la correction de l'utérus et le maintien du pessaire, a suffi d'une façon définitive et chez lesquelles je m'en suis tenu à ce premier temps.

Toutes les fois que le corps périnéal et le vagin sont en mauvais état, j'agis et j'engage à agir de cette même façon, et je ne pense pas, du reste, qu'il soit logique de faire autrement. A mon avis, et l'expérience l'a démontré, l'opération d'Alexander et l'hystéropexie sont frappées de stérilité, s'il reste, au-dessous d'un utérus suspendu dans le vide, un périnée effondré et un vagin béant.

Je n'ai pas la pratique de l'opération de Mackenrodt ; mais cette opération n'implique-t-elle pas, pour la facilité de son exécution, la complaisance d'un périnée affaibli et d'un large vagin, et n'y aurait-il pas lieu, en présence des résultats fournis par la simple colpo-périnéorraphie, d'engager les opérateurs à commencer par la restauration des parties, avant d'arriver à des opérations plus importantes ?

De même, il y a lieu de tenir grand compte de l'état de l'utérus, dans la rétrodéviation ; l'amputation du col dans la métrite cervi-cale parenchymateuse, combinée à la colpo-périnéorraphie, sans aucun traitement contre la déviation elle-même, m'a fourni les meilleurs résultats. Je compte 35 cas de rétroversion avec abaisse-ment, compliqués ou non de lésions du col, dans lesquels les opé-rations plastiques exécutées à la fois sur le col, le vagin et le périnée, ont fait disparaître tous les symptômes possibles, sans qu'il ait été besoin de diriger aucun traitement ultérieur contre la rétro-déviation.

Le *deuxième cas* comprend les femmes dont le périnée est suffisant, la vulve fermée et le vagin une cavité virtuelle, sans amplitude exagérée des parois. C'est, pour ainsi dire, le cas type, celui dans lequel l'indication thérapeutique n'est fournie que par la déviation elle-même sans lésions accessoires. J'aurais pu, à la rigueur, ne viser que ces formes ; mais la clinique ne se prête pas facilement aux schémas si nettement dessinés, et force est bien de se plier à la complexité et à la combinaison des lésions, et de reconnaître les indications variées qui en découlent.

La première condition de succès est la nécessité d'un bon diag-nostic ; s'assurer par l'examen qu'il n'y a pas d'annexite récente ou ancienne, qu'il ne reste pas d'anciens exudats, se faire confirmer dans l'interrogation qu'il n'y a jamais eu de poussée de pelvi-péri-tonite ; ne pas s'étonner outre mesure du volume exagéré de l'utérus, ni de sa fixité dans le cul-de-sac, ni de sa sensibilité à la pression du doigt ; ce sont recommandations banales sur lesquelles je me garde d'insister. Alors commencent les vraies manœuvres du traitement. Avec l'hystéromètre ordinaire fortement coudé en arrière et introduit jusqu'au fond de la cavité utérine, je fais la réduction pendant qu'un doigt, introduit dans le cul-de-sac postérieur, suit le délogement de l'utérus, se rend compte qu'il abandonne les parties sans les attirer, ni les entraîner avec lui. C'est merveille de voir avec quelle facilité, dans l'immense majorité des cas, se déloge un utérus enclavé depuis des mois et des années, et quelle vaste place vide il laisse derrière lui. Avec un peu d'habitude, la main qui manœuvre l'hystéromètre se rend un compte exact des résistances à vaincre ; le tout doit se faire facilement et sans effort, avec une douleur modérée pour la patiente ; la sensation douloureuse, liée à l'introduction de l'hystéromètre et à la mobilisation de l'utérus, ne persiste que quelques minutes ; elle peut être violente et aller jusqu'à la production d'une véritable douleur dans l'un des côtés du ventre et dans les reins. Une goutte de sang accompagne quelque-fois la manœuvre.

La réduction doit être faite complètement ; le fond de l'utérus doit être porté en antéversion, et la palpation bi-manuelle doit s'assurer de la nouvelle attitude prise par l'organe. J'insiste sur la nécessité de cette réduction et j'ose à peine croire que nombre de médecins appliquent un pessaire sans avoir fait cette réduction préalable, ne se rendant pas compte que le remède est pire que le mal et que cette pression par l'instrument de l'utérus renversé, ajoute une douleur de plus à celles qui existaient déjà. Appliquer un pessaire dans ces conditions, c'est poser un appareil sur une luxation non réduite.

Sur l'hystéromètre laissé en place dans l'utérus, présentant maintenant la concavité de la courbure tournée en avant, le manche abaissé, le pessaire est glissé et introduit et va prendre sa place jusqu'au fond du vagin. Du bon choix de ce pessaire dépend le maintien de la correction ou sa reproduction rapide. Pendant longtemps, j'ai employé comme tout le monde des pessaires dits de Hodge ou de Gaillard-Thomas, presque plats, sans courbure accentuée, et j'ai eu de nombreux insuccès; l'utérus retombe et tout est à recommencer. Depuis plusieurs années déjà, j'emploie un pessaire construit sur le type général du pessaire de Hodge, mais s'en éloignant assez par les détails de construction pour que les deux instruments paraissent tout à fait différents l'un de l'autre. Ce pessaire ne m'appartient nullement, il est en vente dans le commerce, mais il est assez peu répandu pour qu'il soit nécessaire de le demander spécialement et pour qu'on éprouve une certaine peine à se le procurer. C'est un pessaire de Hodge à *dossier très élevé, à branches très écartées en arrière, grand, long* et *haut.* Je vous en présente ici un modèle, et par comparaison je présente à côté les modèles courants, défectueux et inutiles. Ainsi conformé, le pessaire en question est un admirable instrument, exerçant sur les parois vaginales et sur le cul-de-sac postérieur une traction continue, grâce à laquelle l'utérus n'a plus aucune tendance à se porter en arrière. Bien au contraire, il est fixé dans une antéversion quelquefois même exagérée, et dans cette situation la pression intestinale s'exerçant sur la paroi postérieure de l'organe, tend à le maintenir et à le garder dans sa nouvelle attitude. Le modèle le plus couramment employé est le n° 5 et le n° 6; quelquefois, il est nécessaire d'employer le n° 7 et exceptionnellement le n° 8, chez les femmes dont le vagin est très ample et très profond. Et chose remarquable, cet instrument si volumineux, que l'on introduit avec peine à travers la vulve, est toléré de la façon la plus parfaite, et sa présence est totalement ignorée.

Le plus souvent, je commence par un numéro qui ne sera pas toujours suffisant pour maintenir la contention, le n° 5 par exemple, afin de ne pas produire d'emblée une distension trop douloureuse des parois vaginales. Au bout de 5 à 6 jours, dès le surlendemain même, il est bon de retirer l'instrument et de constater l'attitude de l'utérus; du reste, on est prévenu par la malade elle-même le plus souvent. Si elle n'a pas obtenu de soulagement ou si elle n'en a obtenu que pour quelques jours, l'utérus est retombé. Car, chose remarquable, avec une bonne contention, la plupart des phénomènes douloureux du côté de la marche, de la station debout et de la station assise, disparaissent très rapidement. L'amélioration de la dysménorrhée ne manque aussi presque jamais; les troubles de l'estomac vont en s'amendant, et le retour à la santé s'accentue, de jour en jour, avec la reprise de la vie ordinaire, la disparition des douleurs et des malaises. Chez les malades fortement touchées par la neurasthénie, le retour est plus lent; mais la disparition des douleurs locales n'est pas moins marquée, et les troubles nerveux diffus persistent seuls pour s'amender et disparaître, au bout de quelques mois.

Les malades doivent se représenter tous les deux mois environ pour faire nettoyer leur instrument et contrôler la situation de l'utérus; chez les femmes soigneuses, cette visite peut être remise à quatre mois; mais, dans le premier temps, il est bon de ne pas laisser s'écouler, sans contrôle, un si long intervalle. Du reste, un certain nombre de malades reviennent d'elles-mêmes plus tôt; elles éprouvent quelques douleurs, elles ont conscience d'un déplacement de leur pessaire, et le plus souvent elles ont raison.

Dans un certain nombre de cas, quelque temps après la réduction, l'utérus ne conserve pas la bonne attitude en antéversion qui lui a été donnée tout d'abord; on le trouve droit, presque vertical, et ne causant aucune douleur. Pour donner du soulagement, la correction n'a pas besoin d'être poussée à l'extrême; le redressement de l'organe et son délogement du cul-de-sac postérieur suffisent à amener le succès.

Certains cas sont difficiles à maintenir; l'utérus est comme invinciblement attiré en arrière; il pivote sur lui-même et retombe en rétrodéviation; la réduction s'obtient, mais elle n'est pas franche; l'utérus est en antélatéro-version d'un côté ou de l'autre; un des ligaments larges est certainement rétracté et raccourci. Il faut s'armer de patience, faire souvent la réduction, modifier le pessaire et ne se déclarer satisfait que si l'on trouve l'instrument qui maintient la réduction; le plus souvent alors, celui-ci n'est pas directement dirigé dans le vagin d'avant en arrière; son axe est plus ou moins légèrement oblique.

Enfin, dans quelques cas et quoi qu'on fasse, l'utérus retombe en arrière et tous les efforts du traitement sont inutiles. Je suis presque convaincu que ces cas n'appartiennent pas au sujet qui nous occupe; qu'ils se compliquent d'un certain degré de paramétrite postérieure et peut-être d'annexite, et que la face postérieure de l'utérus présente des adhérences avec le voisinage. Car je suis bien près de poser en axiome que toute rétrodéviation mobile, réductible, *chez une femme ayant un vagin solide et un bon pessaire, sera maintenue corrigée par un pessaire de forme et de dimensions appropriées.*

Le port de l'instrument doit être longtemps prolongé; huit mois, dix mois, un an, un an et demi, représentent le temps nécessaire et variable suivant les sujets, pour que l'utérus se maintienne seul, en bonne position. La durée moyenne est d'environ un an. Chez quelques malades, l'instrument semble ne pouvoir être jamais quitté; j'ai des malades qui portent leur pessaire depuis quatre ans, qui ont eu des grossesses intercurrentes, des accouchements à terme et chez lesquelles tout était à recommencer après les accouchements.

D'autres se refusent absolument à quitter leur pessaire, craignant le retour des accidents dont elles ont souffert pendant si longtemps; j'ai quelques malades vues pour la première fois depuis 4 et 5 ans, chez lesquelles la correction est parfaite et se maintiendrait définitive sans le secours d'aucun soutien, mais qui ne veulent absolument pas se séparer de leur anneau dont elles n'éprouvent aucune gène et qu'elles craignent de quitter. C'est dire que l'instrument est tout à fait toléré; au début, il existe chez certaines malades une légère sensation de pression en arrière, quelquefois un certain degré de vaginite facilement combattue par des injections boriquées. Une seule fois, j'ai observé une ulcération superficielle du cul-de-sac postérieur chez une malade qui avait négligé de se faire examiner depuis six mois.

Le coït est facile et indolent; les intéressés n'ont aucune conscience de la présence d'un corps étranger. La grossesse m'a paru favorisée par le redressement de l'utérus; je l'ai vue survenir, alors que la grossesse antérieure était déjà fort éloignée et que la conception semblait avoir été rendue difficile par la mauvaise attitude de l'organe. Mais comme il s'agissait, chez toutes mes malades, de femmes ayant déjà conçu auparavant, il est difficile de tirer des conclusions certaines, au point de vue de la conception.

J'ai pu suivre, surtout dans la clientèle de la ville, 120 femmes traitées de cette façon; 95 ont été définitivement guéries, après le port prolongé du pessaire ou conservant encore l'instrument qu'elles ne veulent pas se résoudre à quitter ; sur ce nombre, 9 ont accouché ; l'une a accouché deux fois. Chez 12 autres, après le retrait de l'instrument, l'utérus s'est replacé en arrière, sans qu'il se soit reproduit de phénomènes douloureux, et je n'ai pas pratiqué de nouvelle réduction ; chez 13 autres, ou la réduction a été impossible à maintenir, ou malgré la correction de la rétrodéviation, il n'y a pas eu d'amélioration dans les symptômes.

Dans ces cas, après quelques tentatives, je ne maintiens pas l'instrument en place. Une fois, chez l'une de ces malades, j'ai pratiqué successivement le curettage utérin, la périnéorraphie et l'hystéropexie qui m'a permis de constater l'intégrité des annexes. Le résultat définitif a été médiocre, et malgré la fixation réussie de l'utérus à la paroi abdominale, la gêne de la marche et les douleurs abdominales n'ont été que peu améliorées.

Cette pratique du redressement par l'hystéromètre et du maintien de la correction par un pessaire rencontre une contre-indication chez certaines nullipares, dans l'étroitesse de la vulve ; l'introduction du pessaire est douloureuse ou impossible, et les manœuvres ne peuvent être exécutées qu'avec les plus grandes difficultés ou nécessitent l'emploi du chloroforme. Dans ces cas, l'indication, du reste, est différente ; il s'agit le plus souvent de rétrodéviations adhérentes ou de rétroflexions congénitales pour lesquelles les indications sont tout à fait différentes.

Ces cas ne doivent pas trouver place ici. Je n'ai voulu, dans cette communication déjà trop longue, que montrer aussi brièvement que possible les indications thérapeutiques dans les rétrodéviations mobiles ; et, pénétré de la nécessité de proportionner l'importance des moyens à l'importance des lésions et de leurs symptômes, fort d'une pratique personnelle déjà longue et longtemps suivie, je me suis efforcé, pour ces cas simples, de réhabiliter et de préconiser une thérapeutique simple, innocente et suffisamment efficace.

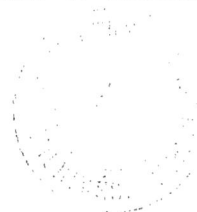

16844. — Bordeaux. — Imp. G. DELMAS, rue Saint-Christoly, 10.

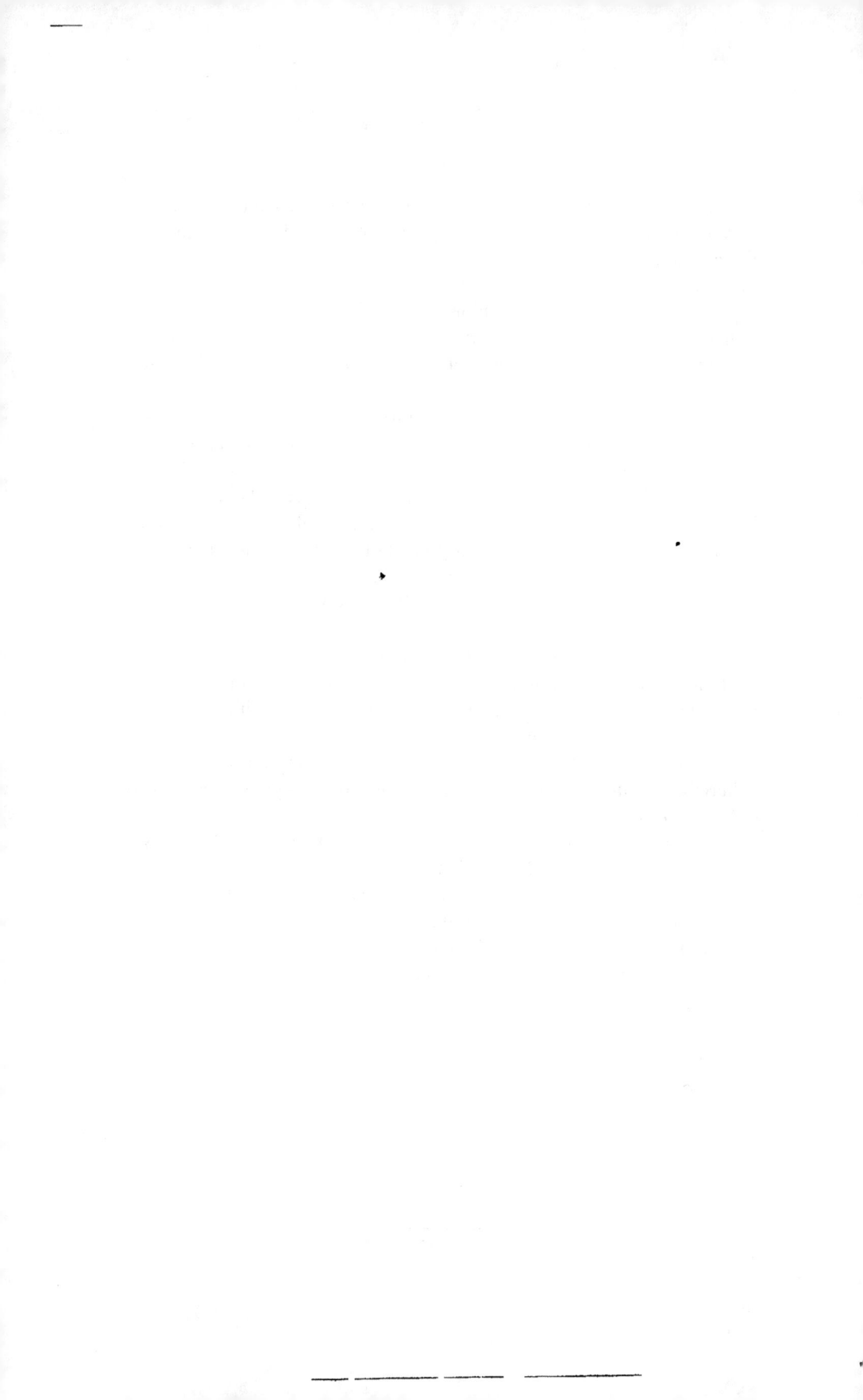

www.ingramcontent.com/pod-product-compliance
Lightning Source LLC
Chambersburg PA
CBHW050415210326
41520CB00020B/6612